DE LA MALADIE

DU SYMPTOME

ET DU TRAITEMENT

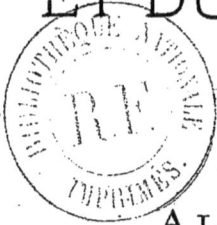

PAR LE DOCTEUR

A̲LFRED S̲ASSOT

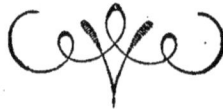

MONTAUBAN

TYPOGRAPHIE DE MACABIAU-VIDALLET, RUE BESSIÈRES, 25

—

1880

PRÉFACE

Nous offrons au public un résumé des réflexions qui nous ont été suggérées par quelques années de pratique médicale.

N'appartenant à aucune école, vivant en dehors de toute coterie scientifique, nous avons poursuivi notre tâche sans esprit de parti, nous contentant d'enregistrer les conclusions qui nous paraisssent logiquement inattaquables ; ce travail est donc, avant tout, une œuvre de bonne foi. — Afin d'exposer nos idées le plus clairement possible nous avons à dessein négligé la discussion d'observations souvent contradictoires qui auraient pu enlever à notre sujet une partie de sa clarté.

Dr A. SASSOT,
A Bruniquel (Tarn-et-Garonne).

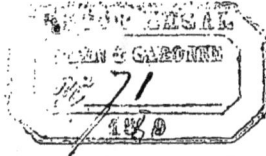

DE LA MALADIE

—

CHAPITRE PREMIER.

De toutes les sciences, la Médecine est, sans contredit, celle qui a donné lieu aux classifications les plus arbitraires ; une des dernières, qui a eu un grand retentissement à cause du nom célèbre qui y est attaché, ne constitue même pas un progrès sensible au point de vue rationnel ; la *Thérapeutique de Trousseau* contient certainement des vues pratiques de la plus grande utilité, mais le rationnalisme pur est loin d'être satisfait après la lecture de cet ouvrage dans lequel les agents les plus disparates se trouvent à côté sous une dénomination générale commune. Cela tient à ce qu'un homme, quelque habile qu'il soit d'ailleurs, s'égarera inévitablement sans fil conducteur, et tombera dans des explications souvent puériles. Mais pourquoi, de toutes les sciences, la Médecine est-elle précisément celle qui laisse la porte ouverte au plus grand nombre d'erreurs ? C'est que nous manquons de méthode et que tous les systèmes suivis jusqu'aujourd'hui sont faux ; voici pourquoi : lorsque l'expérience a fait découvrir certaines lois, en physique par exemple, et que de l'étude de ses lois sort une théorie, celle-ci s'appuie sur des faits immuables et peut avoir la prétention de régir tous les faits de même nature ; tous les phénomènes ressortissant à la même expression naturelle rentrent naturellement sous l'empire de ces lois ; de là une théorie. Celle qui est fondée sur les lois de la pesanteur ou de l'attraction universelle qui n'est autre chose que la pesanteur s'exerçant à de grandes distances, permet de faire à tout moment de nouvelles découvertes, et tout le monde a présent à l'esprit les détails qui ont amené le Verrier à conclure à l'existence d'une nouvelle planète.

Il a fallu Descartes pour faire sortir la Philosophie de la voie routinière dans laquelle tout progrès lui était interdit. — Avec la philosophie cartésienne, l'esprit scientifique, c'est-à-dire l'esprit de critique et de libre examen a pénétré les classes intelligentes, mais il n'a pas encore porté tous ses fruits ; il y a beaucoup à faire pour combattre cette éternelle ennemie du progrès : la routine.

Tout en professant le plus grand respect et la plus légitime admiration pour les anciens, il ne faut cependant pas admettre les yeux fermés tout ce qu'ils nous ont transmis ; cette appréciation, aussi juste que possible dans les autres sciences,

l'est encore davantage en médecine; cette dernière, en effet, n'est arrivée jusqu'à nous qu'enve-
loppée dans les langes du mysticisme ou parée du
costume plus brillant mais non moins trompeur
du charlatanisme le plus éhonté; et cependant
c'est, de toutes les connaissances humaines, celle
où l'on se plaît encore le plus à s'entourer de
témoignages anciens; à tout moment, à tout propos, pour toute preuve, on invoque les témoignages d'Hippocrate, de Galien, etc..., et celui-là
croit avoir cent fois raison qui peut mettre une
idée quelconque sous le patronage de quatre ou
cinq grands noms du calendrier médical. Reconnaissons franchement que tout ce verbiage de
mauvais aloi, toute cette parade de fausse érudi-
tion seraient complètement inutiles, s'il était possible d'imposer la conviction pour la démonstration
des faits. Arago, Biot, Ampère, etc., n'ont jamais
eu la prétention de faire croire qu'une pensée
n'était vraie que parce qu'ils l'avaient eue; ils
n'ont jamais voulu la faire accepter qu'après
démonstration.

Avant tout, il est donc nécessaire d'apporter à
l'étude de la Médecine le même esprit de suite, la
même méthode de raisonnement qui ont donné de
si beaux résultats dans les autres sciences; avant
de continuer le sillon au point où notre prédé-
cesseur l'avait laissé, il faudrait au moins s'as-
surer de l'exactitude de son origine. Quelle
conduite tient en général le Médecin? Il étudie le

tableau qui se déroule devant ses yeux, ajoute
quelques traits plus ou moins remarquables à la
description déjà faite, donne plus de précision au
diagnostic et au pronostic, attache une importance
le plus souvent exagérée aux constatations ana-
tomo-pathologiques, puis, arrivant en face du
problème thérapeutique, se trouve fatalement
obligé à faire de l'empirisme. Une grande partie
des difficultés du traitement disparaîtra lorsqu'on
aura appliqué aux études médicales la vraie méthode rationnelle, l'expérimentation, de toute
nécessité au début, nous a enrichis d'un assez
grand nombre de faits ; continuer toujours dans
cette voie, sans chercher à coordonner, à rappro-
cher tous ces faits, serait, en fin de compte, faire
œuvre stérile, et fermer pour l'avenir la porte des
nouvelles découvertes.

CHAPITRE II.

Mais où chercher un critérium infaillible qui nous permette de nous diriger au milieu du dédale pathologique ? Nous n'ignorons pas que les expressions symptômatiques varient à l'infini ; l'entité morbide ne se trouve que dans les livres ; rien, en effet, n'est plus variable que le tableau pathologique présenté non-seulement par des affections différentes, mais par la même maladie chez des individus différents ; ainsi la fièvre typhoïde nous offre souvent le spectacle d'un malade presque inerte, plongé dans un coma profond ; d'autres fois, au contraire, elle nous fait assister à des scènes de la plus extrême violence. C'est que les symptômes d'une maladie ne constituent pas la maladie elle-même ; la symptômatologie est formée par l'action de la maladie sur l'état général ou sur tel ou tel organe, et c'est précisément parce qu'on ne trouve pas deux individus absolument identiques, qu'elle varie à tel point qu'il est impossible de faire un cadre nosographique complet et uniforme pour chaque maladie ; c'est ce qui a poussé certains esprits, et des meilleurs, à affirmer qu'il n'y avait pas de maladies, mais rien que des malades ; nous verrons dans la suite ce qu'il faut penser de cette affirmation.

Dans l'étude rationnelle de la maladie, il faut donc oublier pour un moment le côté purement clinique de la question ; c'est surtout un travail d'analyse et de raisonnement ; nous écarterons donc volontairement les tableaux quelquefois si saisissants que nous offre la clinique, car ces tableaux ne sont que des expressions symptômatiques qui nous égareraient infailliblement ; rien ne frappe autant que ce qui tombe sous les sens, et à la vue de certaines scènes pathologiques, il est fort difficile à l'esprit de ne pas attacher une trop grande importance au symptôme prédominant qui paraît constituer à lui seul la maladie, et qui cependant, quelle que soit sa gravité, n'est qu'un épiphénomène.

La symptômatologie en elle-même ne peut donc nous éclairer sur l'essence même de la maladie ; nous verrons, dans son étude, le rôle qui lui est dévolu ; nous comprendrons alors que son importance deviendra beaucoup plus grande lorsqu'il s'agira de chercher la voie thérapeutique, mais, à cette place, il ne peut occuper qu'un rôle secondaire pour la conception de la maladie en elle-même, puisqu'il n'en est que la manifestation.

Quant aux constatations d'anatomie pathologique, elles nous permettent de nous rendre compte des lésions internes qui ont accompagné la mort, mais ces lésions ne constituent pas la maladie ;

elles peuvent en être l'effet, voilà tout. Le désordre anatomique n'est autre chose qu'un symptôme de plus à ajouter aux autres et constaté *post mortem* ; à ce titre, il n'a pas plus de valeur que les autres symptômes : les altérations des plaques de Peyer dans la fièvre typhoïde, les dégénérescences pulmonaires dans la pneumonie chronique ne sont que des expressions organiques de l'affection qui les a engendrées, mais non la maladie elle-même.

CHAPITRE III.

Essayons donc, à l'aide du raisonnement, de nous rendre compte de la façon dont la maladie prend naissance et se développe dans un organisme.

Le commencement et la fin de toutes les manifestations physiologiques ont lieu dans le sang; c'est lui qui apporte à tous les organes les éléments nécessaires à leur fonctionnement normal, c'est encore lui qui emporte les principes désormais inutiles et les met en rapport avec les appareils de secrétion; rien ne peut pénétrer dans l'intimité d'un tissu, si ce n'est véhiculé par le sang; il est donc matériellement impossible qu'un organe puisse trouver, en dehors de ce liquide, les matériaux propres à sa nutrition; c'est là seulement qu'il peut puiser ce dont il a besoin. Le rapport entre l'appareil et l'organe est intime et continu; les échanges se font donc à tout instant; plus ou moins, voilà tout. Mais du moment que cette seule voie d'introduction est offerte aux tissus, il faut bien admettre que le sang seul pourra y faire pénétrer les principes nuisibles qui pourront en provoquer l'état pathologique. Ces deux propositions : qualité des matériaux échangés et justes propor-

tions dans ces échanges constituent la vie physiologique de l'organe ; modifiez un de ces termes et
la vie pathologique va nécessairement commencer.
La présence dans le torrent circulatoire de l'agent
perturbateur est dans la cause de toute maladie ;
que, plus tard, les symptômes se localisent sur un
point donné, peu importe ; la maladie est avant
tout dans le sang, et cela dans tout état pathologique ; bien plus, et cette seconde proposition
découle nécessairement de la première, toute la
maladie consiste principalement dans cet état particulier du liquide sanguin dont le symptôme, quel
qu'il soit, n'est que la manifestation organique ou
fonctionnelle. Il n'est, en effet, pas possible que les
modifications d'un organe quelconque puissent
avoir lieu sans des modifications préalables du
liquide sanguin ; admettre le contraire serait une
irrationalité ; ce serait comprendre que cet organe
peut, à volonté, en dehors des seules influences
qui le provoquent et le font vivre, se créer une
espèce de vitalité résultant on ne sait trop d'où.
Les régions anatomiques peu irriguées ne jouissent-
elles pas d'une immunité pathologique presque
absolue et, pour ainsi dire, mathématiquement
proportionnelle à leur degré de circulation ? La
cellule serait-elle un être intelligent qu'elle ne peut
se suffire à elle-même dans ses évolutions. Elle n'a
et ne peut avoir aucune impulsion essentielle ; si
elle augmente, il faut bien qu'elle puise quelque
part les éléments de sa croissance ; si elle diminue,

il faut que ses conditions de nutrition, c'est-à-dire de circulation, soient elles-mêmes modifiées; la nécessité comme le mode de son existence trouvent leur raison d'être dans le milieu ambiant auquel elle demande les éléments de sa nutrition, auquel elle rend les déchets de son assimilation; et elle ne peut que subir, passive, les conditions d'existence qui lui sont faites dans ce milieu. Comme un appareil organique n'est, en dernière analyse, que l'agrégation de plusieurs de ces cellules, il ne peut nécessairement obéir qu'à des lois identiques. Comme conséquence nous remarquerons que les expressions : tendance à l'inflammation, à la prolifération sont des figures qui frappent à la vérité, mais qui, dans le fond, ne sont pas exactes, les diverses modalités que peut revêtir la vie dans un tissu découlant exclusivement des conditions de circulation.

Mais, objectera-t-on, puisque partout et toujours la masse sanguine est affectée en totalité, pourquoi toutes les maladies ne sont-elles pas générales et n'intéressent-elles pas toute l'économie ? Parce que la struc'ure de chaque organe est variable. A mesure qu'on descend dans la série animale, le nombre des maladies diminue, et cela pour deux raisons : d'abord parce que la simplicité de composition et de circulation du sang restreint beaucoup le nombre des modifications qui peuvent l'intéresser, et puis parce que la symptômatologie organique est en rapport avec la quantité et la qualité de ces mêmes

organes. L'homme étant l'animal dont l'organisme
est le plus compliqué, les expressions organiques
varient chez lui presque à l'infini. Chaque organe
du corps humain, par suite de sa structure propre,
a une action élective sur certains principes sanguins et paraît indifférent à certains autres; c'est
ce qui, dans l'ensemble et en état physiologique,
donne l'unité de composition dans les secrétions;
c'est précisément parce que le tissu qui compose
le foie, par exemple, ne peut permettre des échanges
qu'avec une certaine qualité des matériaux véhi-
culés par le sang et laisse passer les autres sans en
être influencé, c'est précisément pour cela que cet
organe sécrète toujours de la bile à l'état normal
et non tout autre liquide excrémentiel. Si les
altérations sanguines portent sur ces matériaux et
rien que sur eux, nous remarquerons des troubles
dans la sécrétion biliaire et dans les fonctions de
tous les organes qui ont un rapport d'intimité chimique avec tous ces matériaux, tandis que les autres
appareils continueront à fonctionner physiologi-
quement; de sorte qu'une affection de la masse
totale du sang peut ne se traduire et ne se traduit,
en effet souvent, que par une symptômatologie
organique localisée; ce qui a pu faire croire à des
maladies purement locales et à des affections générales, c'est que très probablement certaines modifications sanguines ne portent que sur des matériaux aptes à la nutrition de points très limités,
tandis que d'autres altérations du sang intéressent

des éléments qui entrent dans la structure de la plupart de nos tissus.

En fait de maladies réputées purement locales, nous observons que celles qui paraissent le plus mériter ce nom, offrant cependant des particularités dignes de remarque; ainsi le froid aux pieds suffit pour provoquer le coryza, qui, d'ailleurs, apparaît souvent dans certains états fébriles comme épiphénomène d'affections générales. L'ingestion de certaines substances, des excès de table peuvent provoquer un écoulement uréthral. Les inflammations des centres nerveux et de leurs enveloppes, celles du cœur et de ses membranes, celles des articulations ne sont-elles pas dans un grand nombre de cas sous la dépendance de ce qu'on est convenu d'appeler la diathèse rhumatismale, goutteuse, etc...? En outre, a-t-on trouvé des signes réellement sensibles qui séparent les inflammations diathésiques en général de celles qui paraissent ne reconnaître pour cause aucune altération préalable du sang? Enfin, n'est-il vraiment pas remarquable que dans le cas où on ne reconnaît à l'étiologie de ces affections aucun vice du sang, elles soient cependant produites par les mêmes causes qui donnent naissance à la diathèse qui, souvent, les provoque? Ainsi le froid humide fait éclore le rhumatisme qui peut donner lieu à une péricardite, mais le froid peut provoquer d'emblée cette même péricardite sans antécédents rhumatismaux appréciables. La nature étant toujours aussi simple que possible dans ses procédés, la conclusion logique de ces remarques est que le mécanisme de ces affections est le même dans tous les cas, c'est-à-dire que la masse du sang est toujours préalablement intéressée et que les variétés cliniques ne sont dues qu'à la diversité des altérations dont ce liquide peut être le siège.

Considérons le type de ce qu'on appelle une inflammation locale : la pneumonie fibrineuse. Voici, à ce sujet, comment s'explique le professeur Jaccoud :

« Le froid n'est, en aucun cas, une cause
« suffisante; elle n'agit que si elle surprend l'or-
« ganisme dans un état opportun de réceptivité;
« pour être efficace, elle a besoin de la prédispo-
« sition..... Du concours de la prédisposition, cause
« interne, et du refroidissement cause externe,
« naît l'inflammation pulmonaire; mais de ces
« deux causes la plus puissante est la première,
« car, en l'absence de toute cause occasionnelle,
« elle peut produire la pneumonie que la cause
« extérieure par elle-même ne saurait produire.
« Et, de fait, il s'en faut qu'on puisse saisir à
« l'origine de toute pneumonie la trace d'un refroi-
« dissement; bien souvent la maladie est directe-
« ment issue de la prédisposition par un travail
« tout spontané de l'organisme; elle est de cause
« interne pure..... Enfin cette prédisposition est
« la cause des pneumonies secondaires qui prennent
« naissance dans le cours ou au déclin de certaines

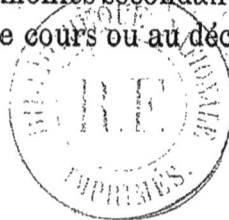

2

« maladies générales. » « Jaccoud, *Traité de pa-*
« *thologie interne.* »

Où peut donc être cette prédisposition de cause
interne qui suffit à elle seule pour produire la
maladie? Elle ne peut être que dans le sang ou
dans le poumon; mais si elle est dans le poumon,
c'est que cet organe ne se trouve pas dans des
conditions de nutrition normales, et, en dernière
analyse, nous serons obligés de reconnaître un
vice primitif du liquide sanguin.

Nous pourrions passer en revue tout le cadre
nosologique et nous arriverions toujours à la même
conclusion; nous nous bornerons à un autre
exemple. Dans l'étiologie du furoncle, le docteur
Denucé s'exprime ainsi : « L'affection furonculeuse
« offre presque toujours dans ses origines une
« altération profonde des fonctions de nutrition,
« soit que cette altération tienne quelquefois à des
« fatigues morales ou physiques exagérées, à des
« excès, à une alimentation insuffisante ou mal
« appropriée, quelquefois à une alimentation trop
« animalisée, toutes causes qui ne laissent pas
« subsister l'équilibre normal entre les pertes de
« l'économie et leur réparation, soit qu'elle succède
« à certaines maladies aiguës, à celles surtout qui,
« comme la fièvre typhoïde et les fièvres éruptives
« ont un génie septique; on trouve le diabète
« comme origine étiologique des éruptions de
« furoncle dans le tiers des cas environ. » *Dic-*
tionnaire de médecine et de chirurgie pratiques. Article

furoncle. — Altération générale de toute l'économie, puis localisations organiques plus ou moins
restreintes, voilà ce qui ressort de ces lignes ; et,
en effet, peut-il en être autrement? Si l'intermé-
diaire entre l'agent et l'affection organique ne se
trouvait pas dans la masse du sang, en d'autres
termes si la cause agissait directement sur l'organe
pour provoquer chez lui une détermination pathologique, la même cause devrait produire toujours
et fatalement le même effet, et, de plus, elle devrait
le produire presque instantanément sans période
d'incubation caractérisée par des symptômes géné-
raux. Cette période précédant toujours la localisation organique, il est irrationnel d'admettre qu'un
désordre local non encore déclaré puisse avoir un
retentissement quelconque sur l'état général ; tel
est cependant le raisonnement qui a été fort longtemps admis dans la science.

CHAPITRE IV.

Examinons maintenant si l'étude de l'action des remèdes pourra nous éclairer sur la question qui nous intéresse. En parlant de l'adage : *Corpora non agunt nisi saluta,* Rabuteau ajoute : « Cette pensée « est aussi vraie en thérapeutique que dans les « sciences chimiques ; pour que le médicament « agisse, il faut donc qu'il puisse imbiber, pénétrer « l'organisme, se mettre en contact intime avec « les éléments qui le composent ou se mélanger « avec les humeurs ; en un mot, il faut qu'il soit « absorbable. » En d'autres termes, pour arriver à l'effet thérapeutique, il faut préalablement, nécessairement, cette condition essentielle : le mélange du remède avec le sang. Plus loin, le même auteur prouve que l'application topique des substances médicamenteuses sous forme de pommades et de liniments ne donne lieu à des effets thérapeutiques que lorsque ces substances peuvent être absorbées. C'est en cherchant l'action des remèdes sur le sang que cet auteur a trouvé l'explication rationnelle de l'effet des purgatifs salins dans certains troubles intestinaux, et, du coup, il a renversé la théorie de l'irritation substitutive, théorie qui ne s'appuyait que sur un mot sans signification naturelle possible.

On peut objecter que l'absorption n'est nécessaire que pour transporter le remède *loco dolenti* ; que c'est souvent la seule manière de le faire pénétrer jusqu'à l'organe lésé, mais qu'une fois arrivé à sa destination, il n'agit plus que par une action purement locale ? Le remède ne peut donc arriver (par lui-même ou par ses dérivés, peu importe) sur le point malade que mélangé au sang, supposons-le arrivé à son but ; voilà nécessairement l'agent curatif mélangé au sang des capillaires qui arrosent la partie affectée ; cet élément thérapeutique, enfermé dans des vaisseaux, ne pourra se comporter que de trois façons : ou il continuera son cours, indifférent au point qu'il traverse, ou il sera compris en tout ou partie dans le mouvement d'assimilation, ou il se trouvera de la même façon dans les produits d'excrétion ; ces trois manières d'agir pourront se combiner ensemble, mais il est impossible à l'esprit d'en concevoir d'autres que ces trois. S'il traverse la partie malade sans rien changer à ses conditions de nutrition, il est matériellement impossible qu'il puisse l'influencer en bien ou en mal, ce n'est évidemment pas un remède proprement dit ; s'il est compris en totalité dans les sécrétions, il laissera, une fois sorti, les mêmes propriétés au sang et ne changera, par conséquent, en rien, les conditions de nutrition, mais il pourra avoir une influence sur les produits physiologiques de sécrétion qu'il pourra dissoudre, précipiter, rendre chimiquement ou mécaniquement irritants..., etc.; mais il n'entrera pour rien dans les éléments qui constituent la structure de l'organe et, par conséquent, n'aura aucune influence thérapeutique sur le tissu de ce dernier; si le rémède est compris dans le mouvement d'assimilation, il apportera de nouveaux éléments à la nutrition de l'organe; il pourra donc y faire pénétrer des matériaux indispensables qui faisaient défaut et ramener le tissu à son intégrité première. Combinez ensemble ces trois données thérapeutiques de toutes les façons possibles et vous obtiendrez ainsi les divers procédés employés par la nature pour utiliser un médicament. En somme, si un remède guérit une affection organique, il ne peut le faire qu'en restituant au sang les matériaux nécessaires à la nutrition de cet organe ou en favorisant l'expulsion d'agents nuisibles; dans les deux cas, il doit toujours s'adresser d'abord à la masse sanguine. Le médicament, ne pouvant agir qu'en modifiant le liquide sanguin, s'il agit nous dirons, comme conclusion générale, que l'affection était réellement sous la dépendance d'un état particulier de ce liquide.

Le sang, comme toute matière pondérable, possède des propriétés physiques et chimiques; de plus, corps essentiellement mobile, il est animé pendant la vie d'un mouvement continuel; de là trois sources de maladies : 1º Densité, chaleur, état électrique, peuvent y être modifiés; 2º les éléments normaux pourront être augmentés ou diminués; des matériaux étrangers inertes ou nuisibles pourront s'y rencontrer; 3° il pourra y avoir augmentation, ralentissement, gêne ou obstruction complète dans ses mouvements. On peut déjà pressentir que les classifications médicales devront avoir pour base l'espèce de modification existant dans le liquide sanguin; l'étiologie devra rechercher avec soin les causes de ces troubles; la symptômatologie s'appuiera surtout sur la description de ces changements; elle en notera aussi les manifestations organiques ou fonctionnelles qui nous éclaireront sur le pronostic et qui, seules, pourront même fixer la question importante du diagnostic tant que la physique et la chimie ne nous permettront pas de reconnaître dans le sang le corps du délit et de le spécifier exactement.

DU SYMPTOME

CHAPITRE PREMIER

« Les symptômes, dit le *Dictionnaire encyclopé-*
« *dique,* sont les signes de la Maladie, comme les
« fonctions physiologiques sont les indices de
« l'exercice normal des propriétés vitales. » Cette
définition a un caractère de généralité tel qu'après
l'avoir lue nous ne sommes guère plus instruits
sur la nature du symptôme. Tant que nous ne
saurons pas précisément pourquoi, et surtout comment le symptôme est le signe de la Maladie, nous
ignorerons l'essence même de ce phénomène.
Creusons un peu plus la question et essayons de
nous rendre compte des faits.

Les conditions normales de nutrition et de fonctionnement des divers tissus qui constituent l'organisme dans sa totalité étant intimement liées à
la composition physiologique et au mode de circulation du liquide sanguin, il est évident que si
des modifications ont lieu dans ce milieu, les phénomènes de nutrition ou de sécrétion éprouve-

ront par le fait même des changements plus ou moins considérables, et certains organes pourront être particulièrement affectés d'après ce que nous avons dit plus haut; ce sont ces modifications qui constitueront la symptômatologie organique ou fonctionnelle de la Maladie. Le symptôme pourrraît donc se définir : la modification apportée à la nutrition ou à la fonction d'un organe par suite de l'affection primitive du sang. Pour nous rendre un compte exact de la façon dont la Maladie produit des symptômes, supposons qu'un élément étranger vienne de s'introduire dans le sang; emporté par le torrent circulatoire, cet agent se trouvera nécessairement et successivement en rapport avec tous les appareils de l'organisme; dans le cas où il rencontrera un organe qui permette l'excrétion de tout ou partie de ses éléments constitutifs, le premier symptôme qui apparaîtra sera celui de la sécrétion anormale de cet organe; tel est le symptôme primordial. Ce produit excrété pourra plus tard, par suite de ses propriétés irritantes ou mécaniques, amener d'autres désordres, mais ce ne seront déjà plus que des phénomènes secondaires, des symptômes de symptômes pour nous servir de l'expression de Littré et Robin. — Une autre action pourra se produire et se produira même souvent, mais si dans la suite ces deux actions peuvent avoir lieu simultanément, il faut reconnaître que, le plus souvent, cette seconde action sera postérieure à la première comme date d'apparition : nous voulons parler des troubles de nutrition. Il arrive certainement que certains agents étrangers se trouvent dans les conditions de composition chimique voulue par eux-mêmes ou par leurs dérivés, pour que certains organes les comprennent dans leur mouvement d'assimilation ; alors, ou ils pourront être utilisés sur place, quelquefois au grand détriment du tissu, ou celui-ci les traitera en corps étrangers, et, inapte à les utiliser, les laissera se déposer. On trouve des exemples de la première assertion dans certains poisons du système nerveux dont l'effet est presque foudroyant, et les dépôts métalliques découverts dans la trame des organes sont des preuves de la seconde.

La modification sanguine pourra donc produire une seconde série de symptômes qui intéresseront la structure même de l'organe. Cette action première et immédiate d'un sang anormal formera ce que nous appellerons les symptômes *premiers*, lesquels pourront être ou fonctionnels ou organiques ; en général les seconds indiquent une action plus durable et plus profonde de l'agent morbigène sur l'économie. Ces symptômes premiers pourront eux-mêmes donner lieu à d'autres symptômes qui occuperont une place plus ou moins éloignée.

Il ne faudrait pas conclure de là que nécessairement, dans toute maladie, nous rencontrerons des phénomènes de sécrétion et de nutrition pathologiques; l'un des deux pourra seul se produire; il existe même probablement des cas où certain trouble sanguin ne correspond à aucun phénomène d'élimination ni de nutrition pathologiques, de sorte que ce trouble ne peut se traduire au dehors par aucun signe sensible; ne modifiant en rien les diverses fonctions de l'économie, il peut, par le fait même, coïncider avec une santé parfaite; c'est ce qui expliquerait l'immunité postérieure à l'invasion de certaines maladies éruptives.

Cette division des symptômes premiers en organiques et fonctionnels réclame, de la part du médecin, la plus grande prudence dans l'appréciation des faits; la difficulté consiste à savoir remonter l'échelle symptômatique et à pouvoir dégager le signe premier qui est l'expression directe et immédiate de la maladie sur l'organe; les symptômes premiers produisent, en effet, une symptômatologie d'ordre inférieur, de sorte qu'un symptôme premier organique peut donner lieu à un symptôme second fonctionnel, et *vice versa*, et cette alternance peut être observée jusqu'à un degré assez éloigné. Ainsi la lithiase urinaire donne d'abord lieu à un symptôme premier fonctionnel : l'excrétion des graviers; cette dernière, par suite de l'irritation qu'elle provoque, amène souvent l'apparition d'un symptôme second organique, la néphrite, laquelle, à son tour, peut se compliquer de douleur, symptôme fonctionnel de troisième ordre, etc...

En général, plus un symptôme occupe un rang

éloigné, moins il a d'importance au point de vue du diagnostic; cependant cette proposition est loin d'être absolue : ainsi, le crachat rouillé est pathognomonique de la pneumonie quoiqu'il ne soit pas un symptôme de premier ordre. Mais c'est surtout au point de vue du traitement que l'appréciation de la place occupée par le symptôme a la plus grande valeur; c'est de sa connaissance exacte, comme nous le verrons plus loin, que doit s'inspirer le médecin pour chercher la voie thérapeutique rationnelle.

CHAPITRE II.

Parmi les symptômes premiers fonctionnels il en existe un de la plus grande importance, soit par sa fréquence et sa gravité, soit parce qu'on n'en a pas encore donné une explication plausible, nous voulons parler de la fièvre. Sans entrer dans de trop longs développements qui nous entraîneraient trop loin, nous ne pouvons cependant pas passer tout à fait ce sujet sous silence.

Il est impossible d'admettre avec Broussais que la fièvre, dans les cas où on ne peut lui assigner une cause, est toujours due à une irritation du tube digestif; sa célèbre théorie se trouve souvent en opposition formelle avec les faits cliniques les mieux observés; d'ailleurs, même dans le cas où le fait serait vrai, nous n'en serions pas plus édifiés pour cela sur la nature même de ce symptôme. Quelle connexion existerait entre l'irritation d'un point quelconque du corps et le mouvement fébrile qui constitue un état général ?

La fièvre est caractérisée par un accroissement de la température et une accélération du pouls, c'est-à-dire du cœur; mais c'est surtout le degré thermique qui est caractéristique de cet état; il l'est même à tel point que la fièvre peut exister sans augmentation des pulsations et que cette dernière peut avoir lieu sans que pour cela il y ait fièvre. Ceci posé, est-ce que la chimie ne nous présente pas à tout moment des exemples de corps dont la combinaison ne s'opère qu'avec un dégagement considérable de calorique? La température propre du sang est la résultante des diverses actions chimiques que comporte sa constitution, et c'est pour cela qu'elle varie suivant les espèces, mais est à peu près la même chez les individus semblables; il peut donc se faire que l'introduction dans la masse de ce liquide de certains agents provoque la formation de nouveaux produits avec dégagement de chaleur directe, ou bien que la présence de ces agents facilite les diverses combustions dont le sang est naturellement le siége, et arrive, par conséquent, au même but par une voie détournée. L'expérience nous prouve que, dans l'espèce, le fait est possible et le raisonnement nous engage à conclure qu'il est probable. Raisonner en sens inverse, c'est-à-dire faire découler l'augmentation de la chaleur de l'accélération des mouvements du liquide serait faire preuve d'un esprit peu observateur; dans certaines affections du cœur, caractérisées par des battements longtemps précipités, on n'observe pas de fièvre, bien plus, on remarque quelquefois de la pâleur et du refroidissement partiel ou total; ce fait là, à lui seul, infirme d'une façon absolue cette manière de voir. Cependant si cette accélération du pouls ne joue pas le premier rôle, nous reconnaissons qu'elle a une grande importance à cause de sa fréquence. Ne faudrait-il pas précisément en chercher la cause dans l'accroissement de température de son excitant naturel, le sang? On remarque, en effet, dans la série animale que les animaux ont des battements cardiaques d'autant plus accélérés qu'ils sont plus à sang chaud; dans le cas où un refroidissement intense et prolongé va jusqu'à faire descendre la température de la masse sanguine, ne remarque-t-on pas aussi un ralentissement considérable du pouls? Est-ce que, dans ces cas, le meilleur et même le seul traitement ne consiste pas à réchauffer le malade? Ce n'est que lorsque la température s'est élevée que le cœur recommence à battre normalement.

Les autres phénomènes qui accompagnent la fièvre tels que soif, sueurs, etc., sont secondaires et s'expliquent aisément; la sueur est, dit-on, produite par le passage, dans un temps donné, d'une plus grande quantité de sang dans le réseau capillaire des glandes sudoripares; c'est, en effet, une cause des sueurs pathologiques, mais ce n'est pas la seule, car, sans cela, elle devrait accompagner toujours l'état fébrile; il est encore probable que les phénomènes, dont le sang est le théâtre pendant la fièvre, ont souvent pour résultat la production de certains corps tels que produits ammoniacaux, par exemple, qui ont pour effet d'exciter la sécrétion de ce liquide. Suivant précisément la qualité

de ces produits, la fonction pourra être plus ou
moins augmentée et il se trouvera même des cas
où ils auront pour effet de paralyser dans une certaine mesure l'activité fonctionnelle de la glande
sudoripare, tandis qu'ils pourront stimuler les
fonctions d'autres glandes, le rein, par exemple ;
la clinique offre, en effet, des exemples de fébrici-
tants chez lesquels l'accroissement de température
n'est pas accompagné d'une sudation correspon-
dante et dont l'accès se juge par une émission
considérable d'urine; ces diverses terminaisons de
l'accès de fièvre ont été appelées, à juste raison,
critiques, car elles indiquent que l'agent nocif a
trouvé un point par lequel il peut s'échapper de
l'organisme. Dans le cas où un accès très violent
ne présente aucun de ces symptômes dits critiques,
il doit être considéré comme dangereux par le seul
fait que le principe toxique ne trouve aucune issue ;
tous les observateurs connaissent, en effet, les
dangers d'un paroxysme fébrile qui s'accompagne
d'une diminution de toutes les excrétions et qui,
par conséquent, laissant des produits délétères trop
longtemps dans le sang donne à ce liquide le temps
d'empoisonner les éléments nerveux et, quelquefois,
d'amener la mort.

CHAPITRE III.

Parmi les symptômes premiers organiques, celui qui occupe la place la plus importante est l'inflammation.

Aucun sujet n'a été plus souvent traité que la cause de l'inflammation. Pour l'école hippocratique, elle réside dans la stimulation : *ubi stimulus, ibi fluxus...* Galien admet l'afflux sanguin comme symptôme générateur. Boërhave est le premier qui ait essayé d'en donner une théorie complète : elle consiste surtout dans le passage du sang dans les vaisseaux lymphatiques et dans le frottement des globules contre les parois des vaisseaux. Broussais l'a fait découler de l'irritation et, quoique sa théorie ne soit plus admise, ce sont encore, en y regardant de près, ses idées qui ont cours à propos de l'inflammation, Wirchou les a reprises et s'exprime ainsi : « Sous l'influence d'une action venant « du dehors ou du sang, la partie irritée attire à « elle une certaine quantité de substances qu'elle « emprunte soit aux vaisseaux soit à toute autre « partie du corps ; elle attire, absorbe, transforme, « suivant les circonstances, une partie plus ou « moins considérable de matériaux. » C'est une

description exacte des phénomènes de l'inflammation; mais, encore une fois, dire ce que fait l'objet
à définir n'est pas dire ce qu'il est; cela ne nous
apprend absolument rien sur la cause essentielle
de cet acte pathologique.

Tous les auteurs ont admis des troubles dans la
circulation; pour les uns, ces troubles occupent le
premier rang; pour d'autres, ce ne sont que des
phénomènes secondaires. Pour nous, la cause de
l'inflammation réside toujours dans un ralentissement très considérable ou dans un arrêt de la
circulation sur un point donné; tous les autres
phénomènes découlent de ce fait primordial et
nécessaire.

Dans les traumatismes, la section des vaisseaux
arrête brusquement la circulation autour de la
surface lésée; au point de section viennent aboutir
des ramuscules sanguins où la circulation se trouve
tout à coup interceptée; ce réseau étant à mailles
très serrées, une partie du sang qui arrive sur la
surface coupée peut encore circuler en deçà des
petits vaisseaux anastomatiques qui lui offrent un
écoulement, mais entre la surface de section et les
premières anastomoses il est impossible au sang
de se renouveler; il y aura donc accumulation de
ce liquide; de plus, une certaine quantité de vaisseaux ne pouvant plus servir à l'écoulement du
liquide qui arrose d'ordinaire cette partie du ter-
ritoire sanguin, la même quantité de sang se
trouve par ce fait obligée de passer par un plus

petit nombre de tuyaux, ce qui revient à affirmer qu'en cet endroit passe plus de sang qu'à l'ordinaire. Cette stase proportionnée à la quantité et à l'importance des vaisseaux lésés explique la rougeur et le gonflement; ce dernier est encore dû à ce que le sang gêné ou arrêté laisse passer une plus grande quantité de ses matériaux liquides qui transsudent dans les mailles du tissu cellulaire ou dans les cavités naturelles du corps. L'activité circulatoire qui règne dans la zone périphérique explique la chaleur qui très probablement est due aussi aux phénomènes de décomposition qui ne doivent pas tarder à atteindre le sang accumulé dans les culs de sac capillaires. Enfin les produits de décomposition peuvent laisser se mélanger à la totalité de la masse sanguine des agents délétères qui allument la fièvre.

Dans les traumatismes l'arrêt de la circulation s'explique aisément; dans les inflammations dites spontanées il faut en rechercher la cause dans des altérations des vaisseaux qui peuvent, en un point donné, s'opposer au cours régulier du sang, ou bien dans les modifications qui peuvent survenir dans ce liquide lui-même. Le froid produit souvent l'inflammation et cela de deux façons différentes : lorsqu'il agit directement sur une partie superficielle qui s'enflamme, on peut admettre que la contraction des capillaires sous l'influence de cet agent et l'augmentation de densité du liquide ne sont plus compatibles avec les conditions d'une circulation normale ; lorsqu'il paraît exercer son influence sur des organes profonds qu'il ne peut atteindre directement, on peut admettre que, quelquefois, il agit cependant comme précédemment en envoyant dans des capillaires exceptionnellement petits un liquide refroidi et trop dense ; ou bien, que sous son influence, certaines altérations se produisent dans le sang, altérations qui permettront plus tard l'exsudation de certains produits dans des tissus ayant une affinité pour ces produits ; l'exsudat, par suite de la compression qu'il exerce sur les ramuscules sanguins, y gênera plus ou moins la circulation et finira par provoquer une inflammation.

Pour nous, la cause de l'inflammation, non pas la cause éloignée et occasionnelle, mais la cause directe et efficiente est donc toujours purement mécanique, et se trouve dans une gêne considérable ou un arrêt de la circulation sur un point donné.

Il existe encore un certain nombre d'autres symptômes que nous sommes obligés de passer sous silence ; les uns, en effet, tels que *douleur, paralysie,* etc., ne sont pas connus dans leur essence et ne peuvent être expliqués que par des hypothèses plus ou moins vraisemblables ; d'autres, au contraire, tels qu'épanchements, atrophies, hypertrophies, etc., laissent assez facilement découvrir les liens qui les rattachent à l'affection principale.

DU TRAITEMENT

—

CHAPITRE PREMIER

Résumons en quelques mots les résultats de
notre étude sur la maladie et le symptôme :

1° Toute maladie, quelle qu'elle soit, est due à
des modifications préalables de la masse du sang ;

2° Ces modifications se traduisent au dehors par
des troubles de sécrétion et de nutrition. Nous
avons appelé premiers les symptômes produits
directement par ces modifications sur l'économie ;
ces symptômes premiers sont organiques ou fonctionnels et peuvent donner lieu à d'autres symptômes occupant une place plus ou moins éloignée.

Il découle de ces deux propositions que le
symptôme premier constitue la voie suivie par la
nature pour se débarrasser de l'agent morbigène ;
le symptôme premier fonctionnel a pour effet d'ex-
pulser directement cet agent, le symptôme premier
organique en débarrasse aussi le sang en le com-
prenant dans le mouvement d'assimilation ; de
sorte qu'on pourrait encore définir le symptôme

l'effort naturel de l'organisme pour se débarrasser de la maladie ; cependant cette définition ne vaut pas la précédente, car elle s'appuie sur un fait secondaire. Les divers appareils n'agissent pas, en effet, sur la cause de la maladie dans le but précis et déterminé de s'en débarrasser ; ce serait leur prêter des intentions qu'un mécanisme organisé ou non ne saurait avoir ; ces deux actes naturels excrétion et assimilation se trouvent directement sous la dépendance de lois de physique et de chimie physiologiques ; mais il n'en reste pas moins acquis que, quelle que soit la raison pour laquelle un élément nuisible quitte le sang, ce procédé naturel tend à débarrasser ce liquide des causes de maladie. Ainsi s'explique le *natura medicatrix* des anciens. L'application de cette donnée théorique nous conduit rationnellement à traiter chaque maladie par des médicaments produisant précisément le symptôme premier, c'est-à-dire à aider la nature dans son travail d'expulsion de l'élément nuisible. Mais ne serait-il pas possible d'agir encore plus simplement en essayant de neutraliser directement l'agent pathogénique dans la masse sanguine ? En théorie nous penchons pour l'affirmative, mais le procédé souffre de grandes difficultés en pratique, car il suppose la connaissance exacte de l'essence même de toute maladie. Nous allons résumer en quelques mots les raisons pour lesquelles cette méthode ne peut encore être acceptée : 1º L'essence même de la plupart des maladies nous échappe entièrement ;

2° Serait-elle connue que l'agent thérapeutique pourrait ne pas exister; 3° Existerait-il qu'il faudrait le connaître; 4° Enfin serait-il connu, applicable et appliqué qu'il devrait arriver avant des altérations organiques irrémédiables. Cependant ce procédé est quelquefois employé, et c'est précisément dans les cas qui réunissent les quatre conditions précédentes lorsque, par exemple, on combat un empoisonnement dû à un acide par une base et *vice versa*, ou lorsqu'on cherche à obtenir des précipités insolubles; ajoutons encore que les principales raisons qui s'opposent à la solution immédiate de ce problème étant surtout dues à notre ignorance, il peut se faire que cette difficulté ne soit pas insurmontable dans l'avenir.

CHAPITRE II.

Puisque le plus souvent il nous est impossible de neutraliser directement la cause de la maladie dans le sang, nous nous inspirerons des procédés suivis par la nature et nous diviserons le traitement en deux parties : 1° Soustraire le malade aux influences du milieu qui ont provoqué l'invasion du mal ; 2° Débarrasser l'organisme le plus promptement possible des agents qui constituent un danger pour l'équilibre de ses fonctions.

Le premier article de ce programme thérapeutique trouve assez souvent son application dans la nature même des choses; il arrive, en effet, que la maladie est due à des influences passagères telles que froid, fatigues, excès, etc. qui peuvent ne pas se reproduire sans l'intervention active du médecin ; d'autres fois, au contraire, il est impossible de soustraire le malade à des causes telles qu'influence d'une profession ou de chagrins profonds qui sont inhérentes à son individu ou à sa nature. Enfin, dans bien des cas, les modifications à apporter dans la résidence ou le régime sont connues du médecin et à la portée du malade.

Ce premier point exécuté, pour remplir les conditions du second, il faut se rappeler que les diverses altérations qu'on peut rencontrer dans le sang sont constituées par la variation de ses éléments normaux, par des troubles dans sa circulation ou par l'introduction, dans ce liquide, d'agents étrangers nuisibles :

1° *Variations des éléments normaux.* — Si ceux-ci sont diminués, ils ne peuvent l'être que pour deux raisons, ou parce que les conditions d'existence n'offrent pas à l'organisme les éléments nécessaires à sa réparation complète, ce qui ne constitue pas alors une maladie proprement dite, le sujet n'ayant besoin que d'être convenablement logé et nourri, ou bien parce que le sang contient des produits toxiques qui empêchent l'évolution normale de ses éléments constitutifs (anémie des cuisiniers due à l'oxyde de carbone). Ce cas rentre dans le troisième. Un raisonnement semblable s'applique aux cas dans lesquels il y a augmentation de ces mêmes éléments ;

2° *Troubles de circulation.* — Toute maladie venant du sang, les troubles de circulation ne sont eux-mêmes que des symptômes, cela est évident lorsque ces troubles sont dûs à des altérations des vaisseaux et du cœur, mais ce n'est pas moins vrai lorsque ces troubles sont d'origine nerveuse, car ils accusent une perturbation dans la nutrition du système nerveux ; dans le cas où une émotion est la cause de ces troubles, il n'y a pas moins modification dans la masse sanguine que l'agent modificateur soit pondérable ou non ; l'électricité joue peut-être un rôle dans l'étiologie de ces perturbations. En dernière analyse, ce cas rentre donc toujours dans le troisième ;

3° *Introduction dans le sang d'éléments hétérogènes.* — En fin de compte toutes les maladies, sauf de rares exceptions qui ne réclament aucun traitement proprement dit, sont dues à l'introduction dans le sang d'agents anormaux qui en détruisent plus ou moins les propriétés physiologiques

C'est précisément pour arriver à l'expulsion de ces agents le plus rapidement possible qu'il est nécessaire au médecin de saisir exactement le symptôme premier de l'affection qui se déroule sous ses yeux afin d'en activer les manifestations par un traitement approprié. Mais comment faire dans les cas où le procédé naturel met, par sa brutalité, les jours du malade en danger ? Il est à remarquer que, dans ces cas, si la localisation est grave, l'affection du sang qui la tient sous sa dépendance l'est encore davantage, que ces malades meurent surtout de cachexie et que, par conséquent, un traitement qui augmenterait la manifestation locale aux dépens des produits nuisibles qui empoisonnent l'économie ne serait pas déraisonnable quoiqu'il fût quelquefois sans espoir. Le professeur Péter fait remarquer que dans la tuberculisation pulmonaire, ce qui tue, ce n'est pas ordinairement le tubercule, mais les complications qui l'accompagnent, et cet auteur cite des exemples de tuberculeux non guéris affectés depuis plus de vingt ans; les malades, dit-il, meurent non parce qu'ils sont tuberculeux, mais parce qu'ils sont phthisiques. Dans le cas où les symptômes premiers en produiraient d'autres qui, par leur gravité, peuvent provoquer de sérieuses complications; dans le cas encore où la suppression de ces complications ne doit pas nécessairement amener celle du symptôme premier qui, lui, est nécessaire à la guérison; dans ces cas-là, il est du devoir ou médecin de les combattre par tous les moyens appropriés; ainsi la douleur due à l'excrétion d'un calcul doit être calmée autant que possible, car elle n'entrave en rien l'évolution du symptôme premier.

Suffira-t-il qu'un médicament produise le symptôme premier d'une maladie pour en être le remède? Il faut, pour répondre à cette question, se rappeler ce que nous avons dit plus haut à propos de l'action des remèdes. Ceux-ci peuvent produire le même effet de deux façons différentes : 1º En agissant sur l'organe de quelque façon que ce soit et en activant ses fonctions éliminatrices; 2º En provoquant dans le sang une plus grande formation de produits analogues. Dans le premier cas, nous aurons réellement affaire à un remède; dans le second cas, nous sommes en opposition formelle avec ce précepte précédemment formulé : s'opposer à la formation nouvelle de produits nuisibles dans le sang; ce sera donc à la clinique, en dernier ressort, à se prononcer sur la valeur d'un traitement; on remarque, en effet, que l'administration de certains médicaments donne lieu à des effets symptômatiques presque identiques, et que cependant, dans un cas déterminé, ils sont loin de posséder la même valeur curative. L'expérience nous éclairera sur la valeur thérapeutique d'une substance, mais *à priori*, tout agent qui produit sur le corps des effets pathologiques intenses caractérisés par une symptômatologie très marquée ne pourra guère agir ainsi qu'en provoquant dans le sang la formation des produits qui causent ces phénomènes; ces effets seraient bien moins marqués s'il ne faisait qu'activer la sécrétion de produits déjà formés; le quinquina provoque chez un sujet bien portant un mouvement fébrile, mais ce dernier est loin d'avoir l'intensité de certains accès de fièvre. Y a-t-il de bons remèdes parmi tous ces toxiques puissants dont dispose la chimie ?

CHAPITRE III.

Dans un certain nombre de cas, le sang se débarrasse assez rapidement des éléments toxiques qui l'encombrent et reprend ses qualités physiologiques, mais en formant des lésions organiques plus ou moins graves rentrant le plus souvent dans la classe des inflammations; ces expressions organiques présentent alors le côté le plus important de la Maladie; la pneumonie fibrineuse offre quelquefois ce caractère; il faut alors, comme nous l'avons déjà dit, s'attacher surtout à combattre les complications qui peuvent survenir.

Peut-on créer un nouveau symptôme premier? En d'autres termes est-il possible de chasser la cause du mal par une voie autre que celle suivie par la nature? Théoriquement, le procédé est admissible et nous croyons qu'il reçoit souvent son application dans la pratique. Il peut arriver, en effet, qu'une médication appropriée mette un agent morbigène en état d'être évacué par le tube intestinal par exemple, avec lequel il n'avait aucun rapport chimique avant le traitement. Comme la surface du tube digestif est très consi-

dérable et que nous possédons des agents qui l'im-
pressionnent d'une façon sûre et énergique, le
Médecin commence très souvent par essayer d'en-
traîner par cette voie le germe du mal ; la médication évacuante a été, à juste titre, de tout temps
en honneur ; mais comme certains principes doivent être, par leur nature même, absolument
réfractaires à cette voie d'élimination, le succès
ne peut toujours répondre à notre attente.

A quelles doses les remèdes peuvent-ils être
administrés ? Il serait nécessaire, pour résoudre
cette question que, dans l'intérêt de la science et
de l'humanité, des expériences fussent faites sur
une vaste échelle et sans esprit de parti ; *à priori,*
il semblerait qu'il n'est pas besoin de grandes
masses pour agir sur des principes si subtils que
la plupart n'ont pu être isolés, malgré nos moyens
puissants d'investigation. La nature nous offre
presque toujours les principes actifs dans un grand
état de dilution, comme dans les eaux thermales,
ou répandus à très faibles doses dans les végétaux
et les minéraux. Donné à doses massives, le
remède s'élimine par les fèces sans être d'aucune
utilité, et, même dans les cas où il est absorbé en
totalité et où les doses massives sont reconnues
nécessaires, on peut admettre qu'il n'y a qu'une
légère partie de ses éléments constitutifs qui soit
réellement efficace, tandis que les autres n'ont pas
plus d'effet que la pâte qui enrobe une pilule. On
ne peut cependant être affirmatif à ce sujet ; il

serait téméraire de vouloir lutter contre les résultats de l'expérience ; c'est donc à la clinique à se
prononcer en dernier ressort, car autre chose est
de savoir jusqu'à quelle dose un remède peut être
administré sans produire d'effets toxiques, ou bien
de fixer la quantité nécessaire de ce même remède
pour combattre une maladie donnée.

4

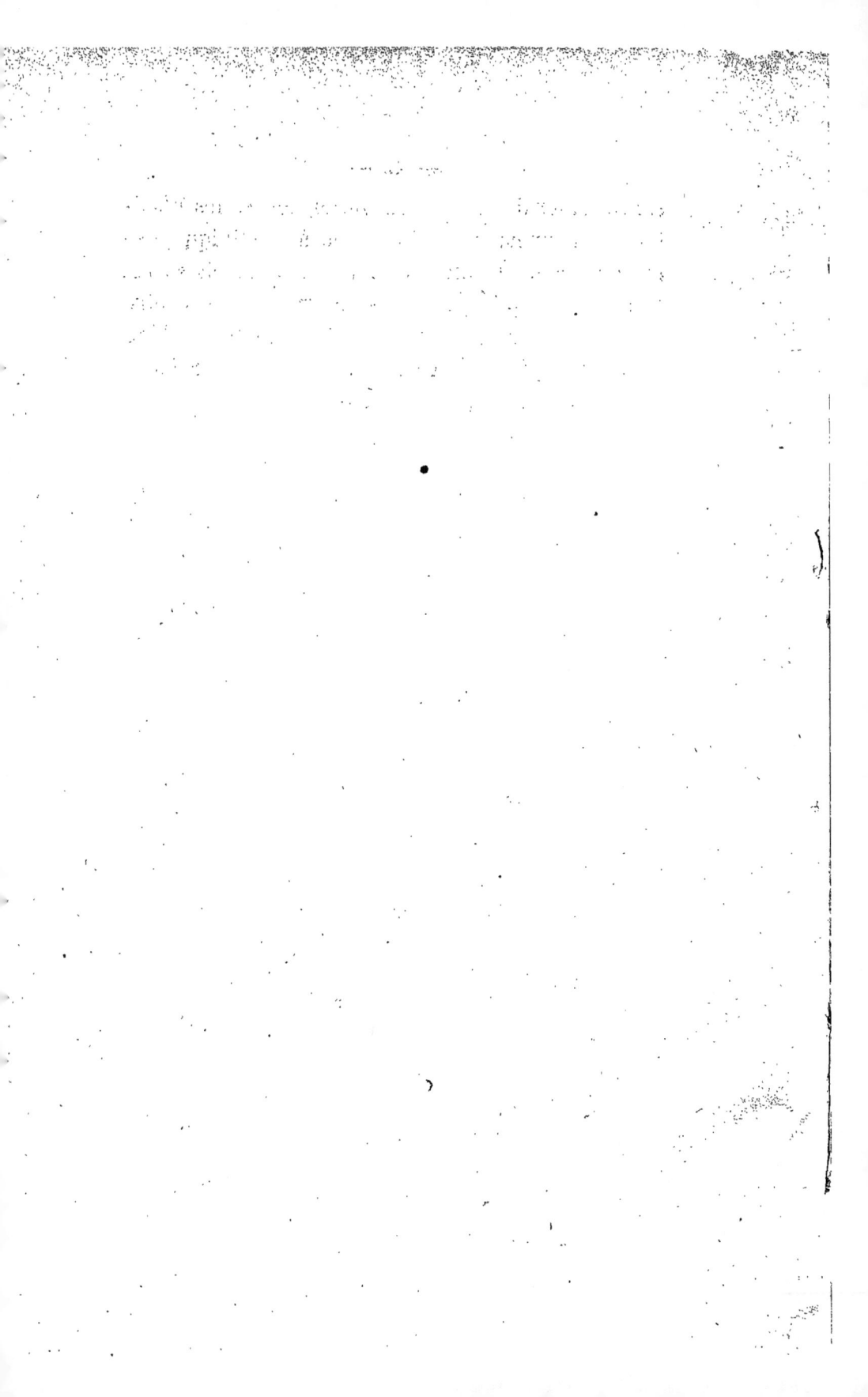

CONCLUSIONS.

Il serait nécessaire de faire l'application de ces données générales aux divers types morbides connus et décrits ; ce nouveau travail, devant passer en revue presque toute la pathologie interne, se trouve beaucoup trop vaste pour rentrer dans le cadre de cette étude. Nous nous contenterons d'enregistrer les conclusions qui en découlent :

1° Toute Maladie prend sa source dans le sang ;

2° Les symptômes premiers constituent la voie naturelle de guérison ;

3° Le traitement doit consister à favoriser autant que possible leur manifestation sans formation dans le sang de nouveaux produits identiques à ceux qui ont provoqué la Maladie.

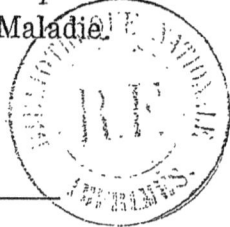

www.ingramcontent.com/pod-product-compliance
Lightning Source LLC
Chambersburg PA
CBHW050542210326
41520CB00012B/2683